UNIVERSITÉ DE FRANCE.

FACULTÉ DE DROIT DE CAEN.

ACTE PUBLIC POUR LA LICENCE.

DE LA DISTINCTION DES BIENS.

THÈSE

QUI SERA SOUTENUE PUBLIQUEMENT LE 2 JUILLET 1859,
A 3 HEURES DU SOIR,

Dans la grande salle de l'École de Droit,

PAR

A. J. CHALETTE,

Écrivain du Commissariat de la Marine, au port de Cherbourg.

CHERBOURG.

Imprimerie BEDELFONTAINE et SYFFERT, rue Napoléon, 1.

1859.

A M. CHATEL,

Officier de la Légion d'Honneur,

Commissaire Général de la Marine.

—❧—

Témoignage de respect, dévouement et reconnaissance.

JUS ROMANUM.

DE RERUM DIVISIONE.

Dig. lib. I , Tit. 8. — Inst. Just. lib. II, Tit. 1.

Res dicuntur omnia quæ homìni subdita vel illius imperio obnoxia sunt, et jura etiam quæ in ea hominibus, sive lege, sive quàlibet obligatione, attribuuntur.

Res ita corporales sunt vel incorporales; corporales hæ sunt, quæ externo sensu tangi possunt veluti fundus, homo, argentum et aliæ quas enumerare impossibile est. Incorporales autem, quæ animo solo et intellectu percipiuntur, et in jure mero consistunt, sicut hæreditas, usus fructus et omnes obligationes per quas, alius adversus alium jus quodlibet acquirit. (Gaius, inst. comment. II, §§ 12-14., Dig. lib. I, tit. 8, l. 1, § 1.)

Quod si res considerantur, religionis habitâ ratione, sunt divini vel humani juris. Res divini juris vocantur illæ quæ sacræ, vel religiosæ, vel sanctæ sunt. Sacræ dicuntur quæ Diis superis, et secundum christianam religionem unico Deo per pontifices ritè dicatæ sunt. Extra commercium res sacræ sunt, nec ullo modo emi, vel obligari, vel per usucapionem acquiri possunt, nec ulla propter eas valet stipulatio. (Dig. lib. I, tit. 9, l. 9, § 1. — Idem § 5. — Inst. lib. III, tit. 23, § 5. — Dig. lib. XVIII, tit. 1, l. 6. — Inst. lib. III, tit. 19, § 2). In his verbis prætorio interdicto res sacræ proteguntur : « In loco sacro facere inve eum immittere quid veto. » (Dig. lib. XLIII, tit. 6, l. 1.) Res omnes quæ divino cultui assignatæ sunt, sicut vasa et vestimenta, alienari ullo modo non possunt, nisi ut captivi redimantur, quam exceptionem humanitatis causa Deo accepta suggessit. (Cod. lib. I, tit. 2, l. 21.) Permittitur etiam alienatio, quum rerum earum superfluum venditur, ut Ecclesiæ æs alienum dissolvatur. (Nov. 120, cap. 10.)

Res religiosæ sunt quæ Diis Manibus relictæ sunt, ut ait Gaius, (Com. II, § 4) sicut tumuli atque loci in quibus defunctorum cineres continentur, quorum violatores severissimis legibus castigantur. (Dig. lib. XLVII, tit. 12, l. 11.)

Purus locus dicitur qui neque sacer, neque sanctus, neque religiosus est. (Dig. lib. XI, tit. 7, l. 2, § 4.)

Sanctæ dicuntur res quæ quodammodo divini juris sunt, quia ab injuriis hominum defensæ sunt atque sanctione quâdam pœnali munitæ, ut legati, muri et oppidorum portæ. Sanctæ igitur res sunt quæ, ut ait Ulpianus, neque sacræ, neque profanæ sunt, sed sanctione quâdam confirmatæ.

Quod ad civitatem spectat, res olim distinctione gravissimâ separabantur, quum aliæ intra, aliæ autem extra jus civitatis, ut personæ, erant. Jus civitatis, id est commercium, quod ager romanus apud veteres solus retinebat, postea solum Latinum et solum Italicum sibi obtinuerunt. Ex Italico solo jus illud extensum, aliquando territoriis extra Italiam sitis concedebatur, et solum quod Italici juris particeps non erat provinciale dicebatur. (Ulp. reg., tit. 19, § 1. — Gaius, Inst. com. II, §§ 7-27-31, etc.) Justinianus autem primus omnem differentiam Italici et provincialis soli sustulit, quod non perfecerat Caracalla, qui omnes Imperio romano subditas personas jure civitatis donaverat. (Cod. lib. VII, tit. 5, (de nudo jure quiritium tollendo.)

Nunc res si considerantur, habitâ domini ratione, sunt in nostro patrimonio, vel extra nostrum patrimonium. Res in nostro patrimonio privatorum juri subjectæ propriè bona aut pecunia dicuntur. Res extra nostrum patrimonium eas comprehendunt quæ ad neminem privatè, sed ad universitates communiter, id est nullâ personarum distinctione, pertinent, res scilicet publicas, et res etiam quæ sunt nullius. (Gaius inst. comm. II, § 9. — Inst. lib. II, tit. 1, Principio).

Res publicæ in tertias species distinguuntur :

1° Communes dicuntur illæ quarum usus omnibus est communis, ut aer, aqua profluens, et mare et maris littora. (Inst. lib. II, tit. 1, § 1.)

2° Res publicæ propriè nominantur, quum earum usus est communis et ad populum pertinent; sola enim ea publica sunt, quæ populi romani sunt, ut ait Ulpianus. (Dig. lib. L, tit. 16, l. 15.) Inter eas res sunt annumeranda flumina omnia et portus, prætoriæ consularesque viæ, agri, lacus et paludes, quorum populus romanus tenet dominium. (Dig. lib. XLIII, tit. 8, l. 2, §§ 3, 21 et 22.) Earum rerum usus non adeo est communis, ut cuique liceat in publicis locis ædificare, vel aliquid facere, quod publicum vel privatum usum prohibeat, ut jure prætorio cautum est. (Dig. lib. XLIII, tit. 8, ne quid in loco publico vel itinere fiat.)

Res etiam publicas quasdam decet memorare, quarum usus omnibus non est communis ut metalla, agri vectigales, vectigalia publica, ærarium et servi populi romani, quæ sunt in populi patrimonio.

3° Res universitatis illud etiam genus continet. Universitas dicitur personarum conjunctio quæ corpus efficiunt, quod ipsum, ceu persona, est dominii capax, quum per legem, vel senatus consultum, vel principis constitutionem existit. Inter universitatis res, aliarum, quæ ad singulos verè pertinent, usus tamen universitati soli attribuitur, aliis vero singulæ personæ, quibus constat universitas uti-frui possunt, veluti quæ in civitatibus sunt, theatra, stadia, et si qua alia sunt communia civitatum. (Inst. lib. I, tit. 1, § 6.)

Res nullius autem sunt illæ quas nemo occupaverit, vel occcupatas amiserit, et res etiam, quas jam descripsimus, divini scilicet juris, sacræ, religiosæ et sanctæ. Feræ et item lapilli, cæteraque quæ inveniuntur, insulæ quoque in medio mari natæ, res nullius sunt, quum a nemine sunt occupata vel ab occupante derelicta. A rebus communibus differunt, quùm res propriè communes ad neminem pertinere constet, earum vero usus tantum omnibus concedatur, dum res nullius privatum dominium accipere possint, ut feræ et rerum communium fragmenta. Quod si rem nullius tuam feceris, per possessionem ad te pertinebit; jus vero cum possessione ex quâ oritur evanescet. Itaque, si feræ a te captæ evaserint, et libertatem naturalem recuparerint, res nullius rursus fient, et illius erunt qui eas post te ceperit et sub ditione suâ redegerit. (Dig. lib. X, tit. 2, l. 8, § 1; lib. XLVII, tit. 2, l. 37. — Gaius, inst. com. II, § 67. — Inst. Just. lib. II, t. 1, § 12.)

Res etiam considerantur secundum conditionem quam eis natura vel juris fictio attribuerit. Res omnes naturaliter sunt aut mobiles aut immobiles. Quæ distinctio, quamvis jus romanum eam specialiter non confirmaverit, existit tamen, et ex multis jurisconsultorum fragmentis, variisque legum statutis oritur.

Mobiles res sunt illæ quæ per se, ut animalia, moventur, aut per vim extaneam, ut res inanimæ. Immobiles vero quæ sunt soli, et sæpiùs prædia, fundi, vel ædes dicuntur, id est omnia quæ naturà moveri non possunt. (Dig. lib. XXI, tit. 1, l. 1. Princ. ib. XXXIII, tit. 10, l. 2. — lib. XLII, tit. 1, l. 15, § 2. — Cod. lib. I, tit. 3, l. 49, § 2. — Ulp. reg. tit 19, §§ 6 et 8. — Cod. lib. VII, l. 31.)

Mobilia, per se corpora immobilia fieri necesse est, quum immobilibus vincta sunt et fixa aut, licet eis reali vinculo non hæreant, ita tamen associata sunt, ut perpetui usûs causà naturam eamdem habeant, et communem cum eis destinationem. (Dig. lib. XIX, tit. 1, l. 13, § 31.)

Quod ad res incorporales attinet, quum jure tantum constent, nec ullo modo mobiles dici possint aut immobiles, distinctionem illam quà ratione admittant reperire nequeas. Verumtamen, immobiles aliquando dicuntur, quum ad res spectant per se immobiles, veluti prædiales servitutes. (Dig. lib. XVIII, tit. 1, l. 47.)

Res dividuæ sunt et individuæ; dividuæ scilicet, quum in plures partes dividi possunt, sive corporaliter (in partes certas), sive rationaliter (in partes incertas); individuæ autem quum non possunt, re ipsà, vel ratione, partes a toto separari.

Res etiam considerari possunt in genere vel in specie. In genere plerùmque considerantur res omnes quæ pondere, numero, mensuràve constant, ut vinum, oleum, frumentum et pecunia. (Inst. lib. III, tit. 4, pr. — Dig. lib. XII, tit. 1, l. 2, § 1.) Species dicitur, quum res per se ipsam et proprium ipsius individuum designatur, ut equus quidam, aut servus. Res in genere consideratæ fungibiles a commentatoribus nominantur, quia aliæ pro aliis indistinctè tradi possunt, dum in eâdem qualitate sint et quantitate, ut ait Paulus, (Dig. lib XII, tit. 1, l. 2, § 1.) « in genere suo magis recipiunt functionem per solutionem quam specie. »

Sunt res quæ ipso usu consumuntur et quibus nisi eas consumendo frui nequeas et aliæ quarum, salvà substantià, utendi fruendi potest esse facultas. (Ulp. reg., tit. 24, §§ 26 et 27.)

Res denique distinguuntur in res singulares et rerum universitates. Res singulares dicuntur, illæ quæ uno corpore consistunt, velut homo aut arbor; rerum autem universitates, vel uno verbo universitates, vocantur quum ex pluribus corporibus inter se distantibus confectæ sunt et uni nomini subjectæ, totum constituant veluti grex, aut armentum, aut chorus, aut taberna. (Dig. lib. VI, tit. 1, l. 1, § 3. — lib. X, t. II, l. 30.)

Sunt etiam universitates quæ jure tantum existunt et res cujuslibet generis, corporales vel incorporales comprehendere possunt, sicut peculium, dos et hæreditas præsertim, quæ defuncti bona omnia et jura complectitur.

QUÆRITUR.

I.

An solo corpore vel solo animo amittatur possessio?

Amitti possessionem animo et corpore simul, nec solo corpore, puto.

II.

An pars fundi vicini vi fluminis detracta, tuo prædio acquiratur simul cum arboribus, quum tuo fundo longiore tempore hæserit et arbores in eum radices egerint?

Credo fundi vicini partem tuo prædio cum arboribus acquiri.

III.

An possessor bonæ fidei naturales fructus quos consumpserit ita acquirat, ut dominus nihil ab eo exigere possit?

Puto.

IV.

An venator dominium acquirat ferarum quas in fundo alieno occiderit aut ceperit?

Certè.

Visa : præses,

BAYEUX.

Typis mandetur,

Pro rectore absente Academiæ inspector,

F. VENDRYES.

DROIT FRANCAIS.

DE LA DISTINCTION DES BIENS CONSIDÉRÉS EN EUX-MÊMES.

C. N. art. 516-536.

Le Code Napoléon établit pour toute espèce de biens une distinction fondamentale : « *tous les biens sont meubles ou immeubles.* »

Cette distinction est de la plus haute importance dans la pratique ; elle domine presque toute notre législation ; il n'est, pour ainsi dire, pas de matière où elle ne se rencontre. Ainsi, en ce qui concerne les saisies, les hypothèques, la prescription, la vente, les sociétés, le contrat de mariage, les legs, l'enregistrement, la compétence des tribunaux, etc., etc., on est à chaque instant forcé d'y recourir.

Sous l'ancien Droit, cette distinction avait des conséquences encore plus étendues : Les règles concernant les successions n'étaient pas les mêmes pour les meubles que pour les immeubles ; tel héritait des uns qui ne pouvait hériter des autres. Les immeubles étaient soumis au douaire, au retrait lignager, aux réserves coutumières ; les meubles ne l'étaient pas.

CHAPITRE I.

DES IMMEUBLES.

Dans une acception restreinte, les *immeubles* sont les choses qui, ayant reçu *de la nature* ou de la main de l'homme une assiette fixe et immobile, ne peuvent être transportées d'un lieu dans un autre.

Toutefois, certaines choses qui se trouve intimement liées *par leur destination* à un immeuble, de telle sorte qu'elles en deviennent l'auxiliaire ou l'accessoire, puisent dans la loi même la qualité d'immeubles, bien que par leur propre nature elles soient essentiellement mobiles.

La loi fait plus encore : par sa force créatrice, elle range dans la classe des immeubles certaines choses incorporelles qui n'existent que *par l'objet auquel elles s'appliquent.* Il résulte, en effet, de l'art. 526 que les droits sont mobiliers ou immobiliers, suivant que l'objet auquel ils s'appliquent est meuble ou immeuble.

Il existe donc trois classes d'immeubles que nous examinerons successivement :

1° Les immeubles par leur nature ;

2° Les immeubles par leur destination ;

3° Les immeubles par l'objet auquel ils s'appliquent.

SECTION Ire.

Des immeubles par leur nature.

Sont immeubles par leur nature :

1° Les fonds de terre ;

2° Les bâtiments ;

3° Les moulins à vent ou à eau fixés sur piliers et faisant partie du bâtiment ;

4° Les tuyaux servant à la conduite des eaux dans une maison ou dans un autre héritage ;

5° Les récoltes pendantes par les racines, les fruits des arbres non encore recueillis, et les coupes ordinaires des bois taillis et de futaies mises en coupes réglées.

1° **Les fonds de terre.** — Le sol est l'immeuble par excellence ; c'est, à proprement parler, le seul immeuble par sa nature ; en effet, tous les autres immeubles reconnus par la loi, à quelque classe qu'ils appartiennent, ne prennent cette qualité que par suite de leur inhérence avec le sol ou du lien physique ou moral qui les y rattache et les confond avec lui, soit comme complément, soit comme objet d'exploitation.

2° **Les bâtiments.** — Les bâtiments ne sont qu'un assemblage de choses mobilières, qui, par suite de leur incorporation avec le sol, deviennent immeubles comme le sol lui-même. L'incorporation est nécessaire pour que le bâtiment soit immobilisé ; ainsi, serait considéré comme meuble un bâtiment élevé sans fondements ni pilotis, par exemple, une estrade dressée pour être enlevée après la cérémonie publique pour laquelle on l'a construite. Telle était la décision de la loi romaine : « Granaria, quæ ex tabulis fieri solent, ita ædium sunt si stipites eorum in terrâ defossi sunt ; quod si supra terram sunt, rutis et cæsis cedunt. » (Loi 18, Dig. de actionibus empti et venditi.)

Mais si l'incorporation des bâtiments avec le sol est indispensable pour qu'ils soient réputés immeubles, cette condition suffit à elle seule pour constituer le principe de leur immobilisation. Peu importe la personne par le fait ou par l'ordre de laquelle l'incorporation s'est faite ; que ce soit un tiers détenteur, un usufruitier, ou un emphytéote, c'est au propriétaire du fonds qu'appartiennent les bâtiments élevés sur ce fonds : « quod solo inædificatur, solo cedit. » (Marcadé, sur l'art. 519, n° 2. — Bugnet, sur Pothier, Communauté, n° 37, note 3. — Pont et Rodière, contrat de mariage, t. Ier, n° 343.) Il est bon de noter, toutefois, que si les bâtiments ont été construits par un tiers, le propriétaire ne les acquiert qu'à charge d'indemniser le constructeur. (C. N. art. 555.)

Cette règle s'applique également aux moulins, aux tuyaux servant à la conduite des eaux, aux récoltes pendantes par racines, en un mot, à chacune des choses qui sont considérées comme immeubles par leur nature.

2

Quant aux moulins, Pothier ne les considérait comme immeubles que s'ils avaient été placés sur le fonds par le propriétaire lui-même. (Commun., n° 37). Cette opinion conforme aux coutumes de Paris (art. 90) et d'Orléans (art. 352), qui faisaient dépendre l'immobilisation du moulin, non de sa fixation au sol, mais de ce qu'il avait été placé sur le fonds à perpétuelle demeure, ne pourrait être soutenue sous le Code Napoléon, puisque l'immobilisation a lieu, pour les moulins comme pour les autres bâtiments, par le seul effet de leur inhérence au sol.

Nous verrons bientôt que la différence fondamentale entre les immeubles par nature et ceux par destination, consiste en ce que les premiers peuvent avoir été placés sur le fonds par une personne quelconque, tandis que les autres doivent, le plus souvent du moins, l'avoir été par le propriétaire lui-même.

3° **Les moulins à vent ou à eau fixés sur piliers et faisant partie du bâtiment, (Art. 519).** — Il ne faudrait pas conclure des termes de cet article que deux conditions soient exigées pour l'immobilisation du moulin : 1° qu'il soit fixé sur piliers; 2° qu'il fasse partie du bâtiment. Une seule de ces conditions suffit; en effet, la fixation sur piliers constitue l'incorporation avec le sol, et si le moulin fait partie du bâtiment, il est immeuble comme lui. C'est ce qui résulte d'ailleurs de l'art. 531.

4° **Les tuyaux servant à la conduite des eaux dans une maison ou dans un autre héritage.** — L'art. 523 décide que les tuyaux servant à la conduite des eaux dans une maison ou dans un autre héritage sont immeubles, et font partie du fonds auquel ils sont attachés. Cet article se trouve placé entre les articles 522 et 524 qui traitent des immeubles par destination; d'où l'on serait porté à croire que les objets dont il parle sont également immeubles par destination. Néanmoins, il semble plus rationnel d'y voir des immeubles par nature, puisqu'ils font partie de la maison ou de l'héritage. De plus, l'art. 523 n'exige pas, comme l'article 524, qu'ils aient été placés par le propriétaire. Ce sont de ces choses incorporées au fonds et que l'on n'a pas l'habitude d'enlever. Si les tuyaux avaient été placés par un tiers, le propriétaire lui devrait seulement une indemnité en vertu de l'art. 555.

5° **Les récoltes pendantes par racines, les fruits des arbres non encore recueillis et les coupes ordinaires des bois taillis et des futaies mises en coupes réglées.** — Ce que la loi dit des récoltes, des fruits et des bois taillis et futaies s'applique également à tous les produits de la terre. Ainsi, les houilles, les pierres, les métaux et autres substances, tant qu'elles n'ont pas été extraites du sol qui les renferme, sont également immeubles par nature.

Si la loi a pris soin d'énumérer les produits mentionnés dans les articles 520 et 521, c'est qu'il aurait pu s'élever des doutes sur leur nature, parce qu'on connaît le moment où ils seront séparés du sol. Suivant l'usage particulier à quelques unes de nos anciennes coutumes, les récoltes, bien qu'encore pendantes par leurs racines, étaient mobilisées dès qu'elles approchaient de leur maturité. Ainsi, dans certaines localités, étaient réputés meubles, les foins à la mi-Mai, les blés à la Saint-Jean, les raisins au mois de Septembre.

Les arbustes qui seraient en caisses ne pourraient être considérés comme immeubles par nature, alors même que ces caisses seraient en pleine terre. Car il n'y aurait pas pour cela incorporation avec le sol. On pourrait seulement y voir, dans certaines circonstances, des immeubles par destination. (Marcadé, sur l'art. 521, n° 2. — Pont et Rodière, Contrat de mariage, t. Ier, n° 445. — Delvincourt, t. II, p. 490. — Zachariæ § 170, n° 8. — Contrà Duranton, t. IV, n° 45.)

Que décider pour les arbres d'une pépinière ? « Ces arbres, dit Pothier, conservent leur qualité de meubles qu'ils ont acquise lorsqu'ils ont été arrachés de la terre où ils sont nés ; ils ne sont pas censés faire partie de la terre où ils ont été transplantés, n'y ayant point été plantés pour perpétuelle demeure et n'y étant que comme en dépôt, jusqu'à ce qu'ils soient arrachés pour être vendus. » (De la C^{té}, n° 34.)

Si les arbres avaient été placés par le propriétaire du fonds, ils seraient considérés comme immeubles par destination.

Malgré leur inhérence au sol, les produits peuvent à certains égards et relativement à certaines personnes être considérés comme des meubles : par exemple, la vente d'une récolte ou d'une coupe de bois sur pied est réputée vente mobilière. En effet, ce que l'acquéreur achète, c'est le droit de faire couper et abattre les récoltes ou les bois à son profit. (Merlin, Rep. V°, meuble, n° 4 bis.— Toullier, t. III, n° 11. — Duranton, t. IV, n° 40 et suiv. — Troplong, vente, n° 352. — Championnière et Rigaud, Dr. d'engistrem. t. IV, n° 3170. — Marcadé sur l'art. 321.) Par exemple encore, les récoltes, quoique non détachées du sol, peuvent être saisies comme meubles par les créanciers. Cette saisie, dite *saisie-brandon*, est l'objet des articles 626 et suivants du Code de procédure.

L'art. 682 du même code décide que les fruits naturels et industriels recueillis postérieurement à la transcription de la saisie, ou le prix qui en proviendra seraient immobilisés pour être distribués avec le prix de l'immeuble, par ordre d'hypothèque.

SECTION II.

Des immeubles par destination.

Cette seconde classification a donné lieu à de sérieuses critiques. M. Marcadé s'est étendu assez longuement sur ce sujet, et il s'attache à faire ressortir l'incohérence du système suivi par le Code. Voici le résumé de ses observations:

L'art. 518, en proclamant immeubles par nature le sol et les bâtiments construits sur le sol, pose comme principe que tous les objets unis au sol à perpétuité par une accession réelle et physique sont comme lui immeubles par nature; mais si cet article pose le principe, il s'en écarte dans les articles suivants, en considérant comme immeubles par destination certains objets qui tiennent au sol par le même genre de lien; par exemple, les glaces faisant corps avec la boiserie, les cuves fixées à maçonnerie et autres meubles scellés ou ne pouvant être enlevés sans détérioration ni fracture. Ce sont là des inconséquences, fruit de l'irréflexion. Il faut donc s'en tenir au principe de l'art. 518 et dire que la première classe comprend les fonds de terre et tous les objets qui lui sont unis perpétuellement ou physiquement. Quant à la deuxième classe, celles des immeubles par destination, elle comprendra les choses qui sont attachées au sol non par une accession physique et réelle, mais par un lien moral, par une union intentionnellement perpétuelle avec cet immeuble. Ce même auteur déclare, du reste, que cette distinction est plutôt théorique que pratique. (Eléments de droit civil, sur l'art. 525.)

Que devons-nous penser de ces observations? Il semble difficile de décider, contre le texte formel de la loi, que tels objets sont *immeubles par nature*, quand elle les déclare positivement *immeubles par destination*. Voici donc les raisons de différence qu'il faudrait voir entre ces deux classes d'immeubles : Les immeubles par nature comprennent, outre le sol, tous les objets qui, par suite de leur union avec lui, perdent leur forme, leur nature primitive pour s'incorporer avec le sol et confondre leur substance avec la sienne. Tels sont les pierres employées à la construction d'un édifice, les semences confiées à la terre, les arbres et les récoltes. Quant aux immeubles par destination, il peut bien y avoir, indépendamment de l'union morale résultant de l'intention, une union physique; mais cette union n'est pas tellement étroite que l'objet perde sa forme première et ne puisse être distingué du fonds. Tels sont les glaces attachées à la boiserie, les objets scellés en plâtre, à chaux ou à ciment.

Nous ajouterons que cette distinction a son importance : ainsi, l'immeuble par nature est toujours tel, n'importe par quelle personne il ait été placé sur le fonds, tandis que l'immeuble par destination doit y avoir été placé, dans la plupart des cas, comme nous l'avons déjà vu, par le propriétaire lui-même. Ainsi encore, le vendeur non payé d'un objet immobilisé par nature ne pourrait exercer son privilége sur cet objet désormais confondu avec le sol; mais il en serait autrement s'il s'agissait d'un objet devenu simplement immeuble par destination. Cet objet pourrait être distingué du sol, et par conséquent, être revendiqué par le vendeur.

Supposons qu'une chose mobilière vendue et non payée soit devenue, entre les mains de l'acheteur, un immeuble par destination, qui, par l'effet de cette immobilisation, se trouve soumis au droit du créancier hypothécaire de cet acheteur, le vendeur pourra-t-il exercer son action en résolution et reprendre la chose vendue, contre le droit du créancier hypothécaire, en vertu de l'art. 1654? M. Troplong décide l'affirmative. (Vente, addition, N° 465). L'acheteur, d'après lui, n'a pu transmettre plus de droits qu'il n'en avait lui-même; la chose vendue était soumise à l'action en résolution du vendeur, et le fait de son immobilisation n'a pu la soustraire à cette action. La preuve, c'est que le Code de procédure qui défend la saisie exécution des meubles immobilisés par destination (Art. 592), la permet, dans l'art. suivant, au profit du vendeur non payé.

Nous pensons, malgré ces motifs, que le vendeur ne pourra exercer son action contre le droit du créancier hypothécaire. Sans doute l'immobilisation de la chose n'empêche pas, dans les cas ordinaires, l'action en résolution du vendeur contre l'acheteur; mais il en est autrement quand le vendeur se trouve en présence d'un tiers qui a acquis un droit sur la chose, comme le créancier hypothécaire. Il en est de ce cas comme de celui où le meuble vendu aurait était revendu par l'acquéreur à un tiers de bonne foi, ou bien donné en gage.

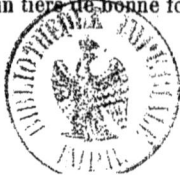

Examinons maintenant les dispositions des articles 522, 524 et 525 qui traitent des immeubles par destination.

L'art. 522 dispose : « Les animaux que le propriétaire d'un fonds livre au fermier ou au métayer pour la culture, estimés ou non, sont censés immeubles tant qu'ils demeurent attachés au fonds par l'effet de la convention. » Ceux qu'il donne à cheptel à d'autres qu'au fermier ou au métayer sont meubles. »

Pour que les animaux puissent être considérés comme les accessoires du fonds donné à bail, trois conditions sont exigées : 1° Que le propriétaire même du fonds les ait livrés au fermier ou au métayer; 2° qu'ils soient livrés pour la culture du fonds, et par ce mot culture, on doit entendre non seulement la culture proprement dite, mais encore le service et l'exploitation du fonds. Par exemple, les bestiaux dont les engrais servent à féconder la terre seraient immeubles par destination (Proudhon, Dom. priv. t. I, n° 177. — Hennequin, t. I, n° 23. — Pont et Rodière, Contr. de mar. t. I, n° 449.) — 3° Qu'ils soient attachés à ce fonds par l'effet de la convention, c'est-à-dire en vertu du bail; car si le propriétaire les avait vendus au fermier, ils seraient meubles, comme étant la propriété de ce fermier.

L'art. 524 décide que les objets que le propriétaire d'un fonds y a placés pour le service et l'exploitation de ce fonds sont immeubles par destination. Tels sont les animaux attachés à la culture, lorsqu'ils ont été placés par le propriétaire pour le service et l'exploitation du fonds. Dans l'ancien droit, il n'existait pas de disposition analogue, et Pothier le regrettait en ces termes : « Je ne puis m'empêcher de témoigner qu'il serait à désirer qu'il y eût une loi qui attachât au domaine d'une terre, celui des bestiaux qui servent à son exploitation, en ordonnant que les bestiaux qui servent à l'exploitation d'une terre seraient réputés en faire partie. » (De la Communauté, n° 44.)

La loi déclare, en outre, immeubles par destination les ustensiles aratoires et les semences données aux fermiers ou colons partiaires. Les semences prennent cette qualité avant d'avoir été déposées en terre, car une fois confondues avec le sol, elles deviennent, comme lui, des immeubles par nature.

Les animaux attachés à la culture, les ustensiles aratoires et les semences seront-ils immeubles par destination, s'ils ont été placés sur le fonds, par l'usufruitier ou par l'emphytéote. M. Duranton (t. IV, n° 59) soutient l'affirmative, en se fondant sur ce que l'usufruitier et l'emphytéote ont un droit dans la chose *(jus in re)*, et représentent le propriétaire pendant la durée de leur jouissance; mais cette opinion est contraire au texte de l'art. 524 qui parle du *propriétaire* seulement. Comment, d'ailleurs, pourrait-on supposer à d'autres qu'à celui-ci cette intention de perpétuité d'où résulte l'immobilisation? (Marcadé sur l'art. 525. — Pont et Rodière, Contrat de mariage, t. I, n° 446. — Proudhon, domaine privé, t. I, n° 166. — Bugnet sur Pothier, Introd. génér. aux cout. n° 47.)

L'art. 524 ajoute : Les pigeons des colombiers, les lapins des garennes, les poissons des étangs. Ces animaux sont immeubles *par accession*, plutôt que par destination. Le maître ne les possède que comme propriétaire' du colombier, de la garenne ou de l'étang; quant aux animaux qui ont perdu leur liberté naturelle, par exemple, les pigeons de volière, les poissons de vivier et les lapins de clapier, comme le maître les possède individuellement, ils doivent être considérés comme meubles. C'est ce que la coutume de Paris décidait en ces termes : « Poisson étant en étang ou en fosse est réputé immeuble; mais quand il est en boutique ou en réservoir, est réputé meuble. » (Art. 91. — Sic, Orléans, art. 355.)

Le Code déclare encore immeubles par destination les ruches à miel. Autrefois, on se demandait si les abeilles étaient meubles ou immeubles. Pothier les déclarait meubles, ainsi que les ruches dont elles font partie. (Comm᭺, n° 42.) D'autres, au contraire, voyaient dans les abeilles des choses immobilières comme les poissons des étangs. (Chopin, sur la coutume de Paris, livre I, titre 1ᵉʳ, n° 18. — Lebrun, de la Cᵗᵉ, livre I, chap. 5, n° 29.) Aujourd'hui, les abeilles et la ruche à laquelle elles appartiennent sont immeubles.

Sont également immeubles par destination les pressoirs, chaudières, alambics, cuves et tonnes, les ustensiles nécessaires à l'exploitation des forges, papeteries et autres usines, les pailles et engrais. Si ces objets n'avaient pas pour but l'exploitation du fonds, mais celle d'une profession, d'une industrie quelconque, par exemple, les presses d'imprimerie, les métiers des tisserands, les chaudières et alambics des distillateurs, ils ne pourraient avoir la qualité d'immeubles; il en est de même des forges qui peuvent se transporter d'un lieu à un autre, comme celles des serruriers; les ustensiles nécessaires à leur exploitation seront meubles.

Quant aux machines et aux décors d'un théâtre, si ces objets appartiennent au propriétaire du théâtre, comme ils lui servent à utiliser son immeuble, ils devront être considérés comme des immeubles par destination.

Les clefs d'une maison sont également immeubles, alors même qu'elles auraient été faites par le locataire ; car ce dernier n'a pas le droit de les retenir après avoir quitté la maison qu'il avait louée ; même décision pour les échalas d'un vignoble. (Pothier, C^{té}, n°s 38 et 60. — Ferrière, sur la coutume de Paris, 1, 1363).

Citons encore parmi les immeubles par destination, les chevaux, agrès, outils et ustensiles servant à l'exploitation, c'est-à-dire au travail intérieur des mines, (loi du 21 avril 1810, art. 8), les pompes à incendie attachées à un établissement, les bateaux destinés au passage des habitants d'une maison située sur le bord d'une rivière, les foins nécessaires à la nourriture des bestiaux employés à la culture, les titres de propriété d'un immeuble, etc., en un mot tous les objets placés sur le fonds par le propriétaire lui-même pour le service et l'exploitation de ce fonds, et ceux qu'il y a attachés à perpétuelle demeure.

Nous trouvons, dans l'art. 525, quelques règles propres à faire reconnaître les objets que le propriétaire d'un fonds a eu l'intention d'y attacher à perpétuelle demeure. Cette intention résulte de deux signes : le scellement en plâtre, à chaux ou à ciment, ou bien une incorporation telle qu'ils ne puissent être détachés du fonds sans être fracturés ou détériorés, ou sans briser ou détériorer la partie du fonds à laquelle ils sont attachés. Les objets qui seraient scellés de toute autre manière, par exemple à fer et à clous, ne seraient pas immeubles à moins qu'on ne pût les détacher sans fracture ou détérioration.

Pour ce qui concerne les objets d'art et de pur ornement, la loi a tracé des règles spéciales. Ainsi, les glaces d'un appartement sont censées mises à perpétuelle demeure, lorsque le parquet sur lequel elles sont attachées fait corps avec la boiserie. Il en est de même des tableaux et autres ornements. Le signe d'immobilisation n'est donné par notre article qu'à titre d'exemple, et d'après l'usage suivi au temps de la promulgation du Code. Du moment où il y aura adhésion physique, et que l'intention de perpétuité en résultera clairement, l'immobilisation s'accomplira. Toutefois, cette adhésion est nécessaire, car la volonté seule ne suffit pas pour opérer l'immobilisation, il faut qu'elle se manifeste par les signes extérieurs qu'exige la loi. Quant aux statues, elles sont immeubles lorsqu'elles sont placées dans une niche pratiquée exprès pour les recevoir, encore qu'elles puissent être enlevées sans fracture ni détérioration. Cette disposition est limitative et par conséquent, il ne faudrait pas l'étendre aux statues placées sur un simple piédestal non scellé.

SECTION III.

Des immeubles par l'objet auquel ils s'appliquent.

Cette troisième classe comprend les biens incorporels qui par leur nature même échappent à notre distinction, tels sont les droits, c'est-à-dire les choses que les sens ne peuvent percevoir et qui n'ont qu'une existence purement juridique. Néanmoins, la loi voulant comprendre toute espèce de biens dans l'une ou dans l'autre partie de sa distinction, considère les droits tantôt comme des meubles, tantôt comme des immeubles.

Comment fixera-t-on la nature d'un droit ? La règle à suivre à cet égard est tracée par l'art. 529 : un droit est mobilier quand son objet est un meuble, immobilier, quand son objet est un immeuble. Ainsi, ce n'est pas la cause du droit, mais son objet seul qu'il importe de considérer. Le Code admet ici la doctrine de Pothier (C^{té}, n°s 69 et 77) et rejette celle de Lebrun (De la C^{té}, liv. Ier, chap. 5, s^{on} 1re, Dist^{on} 1, n° 16), qui envisageait la cause du droit pour déterminer sa nature.

Sont immeubles par l'objet auquel ils s'appliquent : l'usufruit des choses immobilières, les servitudes ou services fonciers, les actions qui tendent à revendiquer un immeuble.

L'usufruit d'un immeuble, ainsi que les droits d'usage et d'habitation, ayant pour objet des éléments détachés du droit de propriété immobilière, ont nécessairement la même nature. Il faut en dire autant des servitudes qui ne sont que des démembrements de cette même propriété. Ainsi, quand je vous concède un droit de passage sur mon fonds, ce droit que je détache de mon fonds, au profit du vôtre, faisait partie de mon droit de propriété. Cette nature des servitudes est très bien exprimée par Voet en ces termes : « Servitutes prædiales quod spectat, non dubium quin rerum immobilium numero veniant, cum nihil aliud sint quam rerum immobilium seu prædiorum jura et qualitates, imo prædia qualiter sese habentia, prædiorum accessiones quas sui principalis naturam sequi ratio dictat, et delibationes juris dominii, in quantum ex jure dominii, prædii servientis quid diminuitur detrahiturque, et in dominantis prædii dominum transfertur. » (Voet ad Pandectas, livre Ier, titre 8, De rerum divisione et qualitate, § 8.)

Si le Code ne parle pas du droit même de propriété immobilière, c'est que ce

3

droit se confond avec la chose elle-même, avec l'immeuble corporel objet du droit. Ainsi le droit de propriété d'un immeuble est immeuble par ·sa nature.

Que décider du droit résultant de l'emphytéose ou bail emphytéotique? On appelle ainsi le contrat en vertu duquel le propriétaire d'un fonds cède, moyennant une redevance annuelle, le droit d'en user et d'en jouir pendant un temps déterminé. Le droit de l'emphytéote ne s'éteint point par sa mort, mais seulement à l'expiration du terme qui ne peut excéder quatre-vingt-dix-neuf ans. Autrefois on pouvait faire des emphytéoses perpétuelles, mais les lois des 11 Août 1789 et 18-29 Décembre 1790 ont déclaré rachetable la redevance due pour prix de la concession emphytéotique. La loi de 1790 ajoute : « Sans préjudice des baux et rentes ou emphytéoses non perpétuelles et qui seront exécutés pour toute leur durée et pourront être faits, à l'avenir, pour quatre-vingt-dix-neuf ans et au-dessous. »

On admet généralement que, même avec cette restriction, l'emphytéose, comme l'usufruit, est un démembrement de la propriété immobilière. Ce contrat a toujours été considéré comme donnant naissance à un droit immobilier. Toutefois, cette opinion a été combattue par plusieurs jurisconsultes. (Valette, Traité des priv. et hyp., t. Ier, p. 191 et suiv.— Delvincourt, t. III, p. 185.— Proudhon, Usufruit, t. Ier, n° 97.— Toullier, t. III, n° 101. — Zachariæ, t. I, p. 414.) Suivant eux, l'emphytéose n'est qu'un bail d'une durée plus longue que les autres; c'est un droit personnel, puisque le Code ne le range nulle part parmi les droits réels et que l'art. 2118 n'en fait pas mention dans l'énumération des biens susceptibles d'être hypothéqués. Ces objections nous paraissent très-sérieuses; néanmoins, l'opinion contraire a prévalu en doctrine et en jurisprudence (Merlin, Quest. de dr. V° emphytéose, s^{on} 5, n° 8. — Favard de Langlade, V° hyp., n° 2. — Persil, sur l'art 2118, n° 15.— Duranton, t. IV, n° 80.— Troplong, Priv. et hyp., t. II, n° 405. — Duvergier, Du louage, t. I, n°s 154 et suiv. — Marcadé, t. II, p. 352.— Battur, Des hyp., t. II, n° 246).

Quant au droit du simple locataire ou fermier d'un immeuble, M. Troplong a soutenu vivement que sa nature est réelle et immobilière (Louage, t. Ier, n°s 5-20 et t. II, n° 473); mais cette opinion a été rejetée, et il est reconnu aujourd'hui que c'est là un droit personnel mobilier; personnel, puisqu'il s'exerce en vertu d'une obligation spéciale du propriétaire envers le locataire ou fermier, et mobilier, puisque son objet est l'acquisition des fruits par la perception.

Quelle est la nature du droit d'hypothèque? L'art. 2114 définit l'hypothèque : « Un droit réel sur les immeubles affectés à l'acquittement d'une obligation. » Est-ce à dire que l'hypothèque soit un droit immobilier? Non, puisque l'objet de ce droit n'est pas d'acquérir la propriété de l'immeuble hypothéqué, mais d'arriver par l'intermédiaire de cet immeuble au paiement de la créance, c'est-à-dire d'une chose purement mobilière. L'hypothèque est un droit réel, en ce sens que ce droit s'exerce contre la chose hypothéquée qui est au lieu et à la place du débiteur, mais il ne repose pas sur cette chose, il ne tend pas à l'acquérir, il ne tend qu'à obtenir le paiement de la créance. D'ailleurs, l'hypothèque n'est que l'accessoire de la créance et doit dès lors participer à sa nature. Pothier (Comm., n° 76), incline pour la nature immobilière de l'hypothèque, et M. Zachariæ le déclare formellement (t. II, p. 98). Mais cette opinion est généralement repoussée, (Troplong, art. 1709, n° 17. — Delvincourt, t. Ier, liv. 2., tit. 1er. — Persil, art. 2118, n° 16.— Duranton, t. 19, n° 241. — Marcadé sur l'art. 526, n° 4). Ce dernier auteur a fait ressortir parfaitement la vraie nature du droit d'hypothèque.

Les droits dont nous venons de parler sont des démembrements de la propriété immobilière. Il en est d'autres qui, sans reposer actuellement sur un immeuble, ont pour but et pour objet de nous faire acquérir la propriété ou un démembrement de la propriété de cet immeuble. Tel est le droit du vendeur qui s'est réservé la faculté de rachat; l'acquéreur demeure propriétaire, tant que ce droit n'a pas été exercé. Il en est de même des autres cas où l'on a le droit de faire annuler, révoquer ou rescinder l'aliénation d'un immeuble. Si je vous ai vendu une portion d'immeuble indéterminée , par exemple deux hectares de terrain, in genere, vous avez droit à deux hectares, mais le droit de propriété ne vous sera acquis que lorsque ces deux hectares auront été déterminés par l'exercice de votre droit.

L'art. 526 range, en dernier lieu, parmi les immeubles par l'objet auxquels ils s'appliquent, les actions qui tendent à revendiquer un immeuble. Ce paragraphe est inexact sous plus d'un rapport. L'action en elle-même n'est qu'un simple fait qui ne peut être meuble ni immeuble. Il s'agit donc ici du droit qui sert de fondement à l'action. Or le droit de revendication d'un immeuble n'est autre que le droit même de propriété, droit qui se confond avec la chose elle-même et constitue, ainsi que nous l'avons dit, un immeuble par nature.

Depuis la confection du Code, il est intervenu plusieurs décrets qui attribuent la qualité d'immeubles à des droits ayant pour objet des choses mobilières. Telles sont les actions sur la banque de France (Décret du 16 Janvier 1808, art. 7.), celles des Canaux d'Orléans, et du Loing (3 et 6 Mars 1810.), qui peuvent être immobilisées par la volonté du propriétaire.

Les rentes sur l'État ont été également immobilisées pour la formation de Majorats. (Actes des 30 Mars 1806 et 14 Août suivant. — Décret du 1er Mars 1808.) La loi du 12 Mai 1835 qui abolit les Majorats a laissé subsister ceux qui étaient constitués avant sa promulgation.

CHAPITRE II.

DES MEUBLES.

Il y a deux classes de meubles : les meubles *par leur nature*, et les meubles *par la détermination de la loi*.

SECTION Iʳᵉ.

Meubles par leur nature.

Cette première classe comprend les meubles corporels, c'est-à-dire les corps qui peuvent se transporter d'un lieu dans un autre, soit qu'ils se meuvent par eux-mêmes, comme les animaux, soit qu'ils ne puissent changer de place que par l'effet d'une force étrangère, comme les choses inanimées. Le Droit romain désignait par le mot *movens* les choses animées et par celui de *mobilis* les choses inanimées. Mais on finit par confondre ces deux expressions, comme nous l'apprend Cujas, à propos de la loi 93, Dig. de verborum significatione : « Mobilium seu moventium appellatione significantur etiam animalia, ut servi, jumenta ; itaque, nihil interest dicat lego mobilia vel moventia, nam et animalia dicuntur mobilia, licet propriè sint moventia, et mobiles res etiam inanimæ dicuntur moventes. »

Sont meubles par leur nature, les bateaux, bacs, navires, moulins et bains sur bateaux et généralement toutes usines non fixées par des piliers et ne faisant point partie du bâtiment. (Art. 531.)

L'art. suivant déclare également meubles les matériaux provenant de la démolition d'un édifice et ceux assemblés pour en construire un nouveau, jusqu'à ce qu'ils soient employés dans la construction. Ces objets sont meubles malgré leur destination. C'est ce que décidait aussi la loi romaine : Quod insulæ causâ paratum est, si nondum perfectum, quamvis positum in ædificio sit, non tamen videtur ædium esse ; quæ parata sunt ut imponantur non sunt ædificii. » (Loi 17, §§ 5 et 10, Dig. de act. empti et venditi.)

Si le propriétaire ne démolit sa maison que pour en reconstruire une nouvelle avec les matériaux de l'ancienne, ces matériaux ne cesseront pas d'être meubles, aux termes de l'art. 532. Cette décision doit s'étendre au cas de démolition totale par force majeure, et on doit rejeter la doctrine contraire de Pothier. (De la Communauté, n° 62. — Sic Chopin, Commentaire sur la Coutume d'Anjou, p. 109.)

Il en serait autrement dans le cas de démolition partielle. Ainsi, les matériaux détachés d'un édifice par suite d'un accident, ou dans un but de réparation, pour y être replacés, conserveront leur qualité d'immeubles. L'art. 532 suppose, en effet, qu'il y a *démolition de l'édifice*, ce qui n'a pas lieu dans ce cas, puisque l'édifice subsiste toujours et que les matériaux continuent de s'y rattacher, malgré leur séparation passagère. (Pont et Rodière, Contrat de mariage, t. I, n° 321. —Marcadé, art. 532.)

SECTION II.

Meubles par la détermination de la loi.

Cette seconde classe est beaucoup plus importante que la première; elle comprend tous les meubles incorporels qui jouent aujourd'hui un rôle si considérable dans les fortunes, depuis l'accroissement de la richesse mobilière, et l'essor prodigieux qu'a pris dans ces derniers temps l'esprit de commerce et d'association.

Sont meubles par la détermination de la loi, les obligations et actions qui ont pour objet des sommes exigibles ou des effets mobiliers. (Art. 529.)

De ce que la loi parle de sommes exigibles, il ne s'en suit pas que la créance à terme ou conditionnelle soit mobilière, du moment où elle a un meuble pour objet. L'expression *sommes exigibles* n'est mise ici que par opposition avec les *rentes* dont s'occupe le 2me § de notre article, et qui ont pour fondement un capital que le créancier ne peut exiger.

Quand à la créance alternative, c'est-à-dire celle qui a pour objet un meuble ou un immeuble, sa qualité sera en suspens jusqu'au moment du paiement qui seul déterminera son objet définitif.

Il ne faut pas confondre l'obligation alternative avec l'obligation facultative qui n'a en réalité qu'un seul objet, l'autre n'étant qu'une facilité donnée au débiteur pour le paiement, *in facultate solutionis.*

Une créance peut être à la fois mobilière et immobilière; telle serait celle qui résulterait de l'achat d'une maison meublée.

Que décider pour l'obligation de faire ou de ne pas faire? Cette question a été résolue par Pothier. (Traité de la Comm^{l6}, n° 72. — Introd. gén. aux cont. n° 50. — Des pers. et des choses, n°s 52 et suivants.) Dans ce dernier ouvrage, Pothier suppose un marché que j'aurais fait avec un architecte pour bâtir une maison. « La créance résultant à mon profit de ce marché, dit-il, étant la créance d'un fait est une créance mobilière, d'où il suit que, quoique le terrain sur lequel l'architecte s'est obligé de construire cette maison fût un propre de ligne auquel succède mon héritier au propre de cette ligne, néanmoins le droit que j'ai résultant de ce marché contre l'architecte passera à mon héritier au mobilier. »

Ainsi, Pothier considère ces sortes de créances comme mobilières, alors même qu'il s'agit d'une chose immobilière, comme dans l'hypothèse qu'il prévoit. Cette doctrine doit-elle être suivie ? Nous pensons qu'il faut établir une distinction, que l'obligation de faire doit être appréciée d'après la nature mobilière ou immobilière de son objet. Ainsi dans l'exemple précédent, ma créance contre l'architecte serait une créance immobilière. Il est vrai qu'elle pourrait se résoudre en une créance de dommages intérêts par défaut d'exécution, mais alors il y aurait novation, c'est-à-dire changement de l'obligation primitive, qui a pour objet un immeuble. Les dommages-intérêts forment si peu l'objet principal de l'obligation, que, même en cas de refus d'exécution de la part du débiteur, le créancier pourrait, aux termes de l'art. 1144, la faire exécuter à ses dépens. (Bugnet sur Pothier, Introd. gén. aux coutumes, n° 50, p. 15. — Proudhon, Dom. priv., n°s 186 et 189. — Pont et Rod., Contr. de mar. t. I, n° 336.)

Le Code déclare en second lieu meubles par la détermination de la loi, les actions ou intérêts dans une compagnie de finance, de commerce ou d'industrie, encore que des immeubles dépendants de ces entreprises appartiennent aux compagnies. Ces actions ou intérêts sont réputés meubles à l'égard de chaque associé seulement, tant que dure la société.

Lorsque la société possède des immeubles, l'existence de ces immeubles aurait pu faire croire que le droit des associés est immobilier pour le tout ou pour partie, suivant que ces immeubles composent la totalité ou une portion de l'actif social. La loi décide que l'action ou l'intérêt sera toujours mobilier, puisque le but que chaque associé se propose est uniquement l'acquisition d'un avantage pécuniaire. Quant aux immeubles, c'est à la société seule qu'ils appartiennent, à la société considérée comme être moral distinct de chacun des sociétaires. C'est ce que l'art. 539 exprime par ces mots : *à l'égard de chaque associé seulement.*

L'art. ajoute : *tant que dure la société.* C'est qu'en effet, lorsque la société est dissoute, l'être moral propriétaire des immeubles cesse d'exister. De ce jour, chacun des associés devient pour sa part co-propriétaire indivis de ces immeubles. Par conséquent, son droit est immobilier, en proportion de ce qu'il peut prétendre sur ces immeubles. La société est donc seule propriétaire des immeubles, pendant son existence; seule, elle peut les hypothéquer à ses créanciers et les associés ne pourraient, de leur côté, consentir sur ces immeubles aucune aliénation ni hypothèque. Ils n'ont, en effet, qu'une créance mobilière contre la société, pendant sa durée.

Il importe beaucoup de ne pas perdre de vue le motif de cette disposition. C'est lui qui nous servira à résoudre plusieurs questions. Ce motif ne saurait être douteux en présence du texte même de l'art. 529. Il résulte d'ailleurs des principes généraux en matière de sociétés et des travaux préparatoires du Code. (Fenet, t. II, p. 45 et 46.) Il faut donc rejeter l'explication manifestement erronnée de Toullier. D'après cet auteur, les immeubles possédés par la société n'ôteraient pas aux actions leur qualité de meubles, par cette raison que ces immeubles ne sont que les accessoires de l'entreprise, dont l'objet principal est la réalisation d'un bénéfice pécuaire; *Accessorium sequitur principale.* Mais l'art. 529 suppose que les immeubles possédés par la société conservent leur qualité d'immeubles; autrement s'ils devenaient meubles, à titre d'accessoires, pourquoi ne le seraient-ils pas, pour la société elle-même, aussi bien que pour chaque associé séparément? Il faut donc s'en tenir au motif que nous venons de donner.

Parti de ce faux principe, Toullier décide que si les immeubles n'ont pas pour objet l'exploitation de l'entreprise, comme alors on ne peut plus voir en eux des accessoires, le droit de chaque associé est immobilier pour partie. Cette opinion doit encore être rejetée. Dans ce cas, c'est toujours la société qui est propriétaire des immeubles; les associés n'ont rien à y prétendre actuellement, leur droit ne consiste jamais que dans une créance tendant à obtenir une somme d'argent et par suite, il est purement mobilier. Cette erreur de Toullier est, du reste, relevée par son savant annotateur M. Duvergier. (Toullier, t. VI, n° 98, édition de M. Duvergier.)

Que décider si les immeubles constituent l'objet principal de la société? Nous pensons que les actions et intérêts constitueront des meubles à l'égard de chaque associé, pendant la durée de la société. L'art. 529 pose une règle générale qu'on ne pourrait restreindre arbitrairement. L'associé n'a droit qu'à un bénéfice pécuniaire et les immeubles appartiennent à la société seule. Ce point est parfaitement établi par M. Merlin, qui se fonde d'abord sur notre article, puis sur d'autres lois formelles, en ce sens. « Cette disposition, dit-il, est déclarée par une loi expresse applicable aux actions des compagnies dont le fonds social consiste principalement en immeubles. L'art. 8 de la loi du 21 Avril 1810 sur les mines, après avoir dit que, conformément à l'art. 524 du Code Civil, les mines concédées par le gouvernement sont immeubles, ainsi que les bâtiments, machines, puits, galeries et autres travaux établis à demeure, ajoute que néanmoins les actions ou intérêts dans une société pour l'exploitation des mines sont réputés meubles, conformément à l'article 529 du Code Civil. Ce que la loi dit expressément des actions dans les mines, le décret du 16 Mars 1810, qui a toute la force d'une loi, le dit implicitement des actions dans les canaux de navigation. » (Merlin, Questions de droit, V° Action, Actionnaire, §§ 3 et 4.)

Toullier n'étend la disposition de l'art. 529 qu'aux compagnies proprement dites et fait exception pour les simples sociétés qui n'ont pas ce caractère. M. Duvergier fait observer avec raison que, sous le point de vue légal, il n'existe aucune différence entre les compagnies et les simples sociétés de commerce (Toullier, t. 6, n° 101.)

Le principe de l'art. 529 s'applique-t-il aux sociétés civiles ? Cette question dépend d'une autre plus générale, savoir, si les sociétés civiles constituent un être moral distinct de la personne des associés, et propriétaire des immeubles. On décide communément qu'elles n'ont pas ce caractère.

L'art. 529 déclare en outre meubles par la détermination de la loi les rentes perpétuelles ou viagères soit sur l'État, soit sur des particuliers, et l'article suivant dispose que : « Toute rente établie à perpétuité pour le prix de la vente d'un immeuble, ou comme condition de la cession à titre onéreux ou gratuit d'un fonds immobilier, est essentiellement rachetable. Il est néanmoins permis au créancier de régler les clauses et conditions du rachat. Il lui est aussi permis de stipuler que la rente ne pourra lui être remboursée qu'après un certain terme, lequel ne peut jamais excéder trente ans : toute stipulation contraire est nulle. »

La loi mettant fin aux incertitudes qu'offrait à cet égard l'ancienne Jurisprudence et aux distinctions établies dans les divers pays du droit coutumier déclare que toutes les rentes sont mobilières, quelle que soit leur origine.

On appelle *rente* le droit de demander, à toujours ou pour un certain temps, la prestation périodique d'une somme d'argent ou de certaines denrées. Les pro-

4

duits de la rente sont dits *arrérages*. La rente est perpétuelle ou temporaire. La rente temporaire qui est limitée sur la vie d'une personne s'appelle *rente viagère*. Lorsque la rente est établie comme prix de la cession d'un immeuble, elle est dite *rente foncière.* Lorsqu'elle est créée moyennant l'abandon d'un somme d'argent, elle prend le nom de *rente constituée*.

Dans l'ancien Droit, les coutumes étaient d'accord pour attribuer aux rentes foncières la qualité d'immeubles ; quant aux rentes constituées, les unes les considéraient comme meubles, les autres comme immeubles.

D'abord, la rente foncière, disons-nous, constituait un droit immobilier. Le cédant qui transférait un immeuble à perpétuité, à la charge par le cessionnaire de lui fournir une rente, se réservait ce droit de rente, en vertu du contrat appelé *bail à rente*, et ce droit était considéré comme un droit aux fruits, comme un démembrement de la propriété même du fonds. C'était le fonds lui-même qui devenait débiteur de la rente. C'est sur ce fonds que le droit reposait, d'où lui vient le nom de rente foncière. Cela était si vrai, que le débiteur pouvait, par l'abandon de ce fonds, *en déguerpissant,* se libérer du service de la rente, laquelle s'éteignait lorsque l'immeuble venait à périr. On comprend que, dans ce système, la rente foncière fût un droit réel immobilier.

Cet état de chose s'est trouvé modifié par les lois de la Révolution. Les lois des 9 Août 1789, et 18 Décembre 1790 déclarèrent remboursables toutes les rentes foncières établies à perpétuité. Cette dernière loi ne défend pas de créer des rentes foncières temporaires ; elle déclare, au contraire, non remboursables celles qui seraient constituées pour un temps n'excédant pas quatre-vingt-dix-neuf ans, ou qui seraient établies au profit de plusieurs têtes n'excédant pas le nombre de trois. Ces lois, tout en proclamant la faculté de rachat, ne détruisirent pas l'ancien principe d'immobilisation de la rente foncière. Pourtant, la faculté de rachat consacrée par ces lois paraît incompatible avec ce principe, puisque, si le débiteur de la rente peut s'en libérer moyennant le paiement d'un capital, ce n'est plus un droit reposant sur l'immeuble et ne pouvant en être séparé.

La loi du 11 brumaire an VII alla plus loin, et, dans l'art. 7, déclara que les rentes constituées, les rentes foncières, et les autres prestations rachetables, ne pourraient plus, à l'avenir, être frappées d'hypothèques. C'est, évidemment, parceque les rentes sont considérées comme meubles qu'elles ne sont pas susceptibles d'être hypothéquées. On a prétendu que la loi de brumaire n'a parlé ici des rentes que comme des autres biens immeubles qu'on ne peut hypothéquer, comme les droits d'usage, d'habitation et les servitudes actives, et que le Code Napoléon seul a consommé la mobilisation des rentes. Mais il nous semble que c'est restreindre beaucoup trop la portée de l'art. 7 de la loi de brumaire. Les travaux préparatoires du Code ne peuvent laisser aucun doute à cet égard. Citons notamment les paroles de M. Cambacérès dans la discussion au Conseil d'État sur les art. 529 et 530 : « La Section a suivi sur les rentes la législation existante. » Ces paroles prouvent clairement qu'à l'époque de la confection du Code, les rentes étaient considérées comme mobilières, en vertu de la loi de Brumaire, qui défendait, par cette raison, de les hypothéquer.

Quand aux rentes constituées, les coutumes n'étaient pas d'accord sur leur caractère. Ces rentes étaient toujours rachetables, en ce sens que le débiteur pouvait, lorsqu'il le voulait, rembourser le capital et se libérer de la rente. C'était la personne même du débiteur qui était grevée de la rente et il ne pouvait, en délaissant l'immeuble hypothéqué à sa dette, se soustraire au service de la rente. On ne comprend donc pas pour quel motif, on aurait refusé de voir dans la rente constituée une créance personnelle mobilière. Malgré cela, le système contraire était adopté par le plus grand nombre des coutumes.

Pothier a résumé la doctrine et la jurisprudence sur ce point (De la C^{té}, n°s 81 et 90.) Parmi les coutumes qui attribuaient aux rentes constituées la qualité de meubles, on peut citer celles de Reims (Art. 18) et de Troyes (Art. 66). Telle était la règle dans les pays de droit écrit, en exceptant toutefois ceux qui étaient situés dans le ressort du Parlement de Paris.

Mais la coutume de Paris et celle d'Orléans consacrent formellement le système contraire : « Rentes constituées à prix d'argent sont réputées immeubles jusqu'à ce qu'elles soient rachetées. » (Cout. de Paris, art. 94. — Sic Orléans, art. 191 et 351). Il en était de même pour les pays où la coutume n'avait rien déterminé à cet égard. On se fondait sur une raison un peu métaphysique : on voyait dans la rente un être moral et intellectuel n'offrant aucun caractère mobilier. Le droit du créancier, disait-on, ne peut consister dans les arrérages, qui ne sont que les fruits civils de la rente, ni dans le capital lui-même, puisqu'il ne peut exiger ce capital.

Aujourd'hui que toutes les rentes ont été mobilisées, par la loi, toutes ces divergences ont cessé, et la rente foncière doit être plutôt désignée sous le nom de *rente constituée au moyen d'un fonds,* puisqu'il n'y a plus aujourd'hui de fonds sur lequel la rente repose, et qui en soit, comme autrefois, le véritable débiteur. Toutefois, les rentes constituées au moyen d'un fonds diffèrent sous plusieurs rapports des simples rentes constituées; il n'entre pas dans notre sujet de nous étendre sur cette matière, qui appartient à un autre ordre d'idées, et qui fait l'objet des articles 1909 et suivants du Code. Disons seulement que la rente foncière peut être déclarée non rachetable pendant trente années, aux termes de l'art. 530, tandis que la rente constituée simple ne peut être déclarée non rachetable que pour dix années, en vertu de l'art. 1911.

L'art. 530 ne déclare rachetables que les rentes foncières établies à perpétuité, et l'art. 1911, qui reproduit cette disposition pour les rentes constituées simples, ne fait mention que des rentes constituées en perpétuel. Il faut en conclure, *a contrario,* que les rentes temporaires, foncières ou constituées et les rentes viagères ne peuvent jamais être rachetables contre le gré du créancier. Observons, toutefois, qu'une rente temporaire ne peut être constituée pour une durée de plus de quatre vingt dix-neuf ans, pour plus de trois existences d'homme. Si la rente excédait ce terme elle serait censée perpétuelle (Loi des 18 et 29 Décembre 1790), et dès lors, il y aurait lieu d'appliquer les dispositions des art. 530 et 1911.

Autrefois, on considérait les offices comme appartenant à la classe des immeubles. (Coutume de Paris, art. 95, d'Orléans, art. 485, Édit de Mars 1683). Aujourd'hui, il est de jurisprudence certaine, que les offices constituent, au profit du titulaire, un droit mobilier, puisque la clientèle et le droit de présentation concédé aux titulaires de certains offices, par la loi du 26 Avril 1816, ont pour objet l'acquisition d'un bénéfice pécuniaire.

On doit également ranger dans la classe des meubles, les fonds de commerce, ce qui comprend non seulement les marchandises et le mobilier garnissant le fonds, mais encore la clientèle ou l'achalandage. Il faut encore rapporter à cette classe le droit résultant de la propriété littéraire, c'est-à-dire la faculté reconnue à l'auteur de transmettre son œuvre, d'en disposer et d'en faire son profit.

Les articles suivants déterminent le sens que l'on doit attacher généralement à certaines expressions, telles que *meubles, meubles meublants, biens meubles,* et *mobilier,* ou *effets mobiliers.* Nous n'avons pas à entrer dans l'explication de ces divers articles, qui ne font que poser des exemples propres à éclairer le juge sur la portée de ces expressions, où il faut voir, avant tout, quelle a pu être l'intention des parties.

Telle est la division établie par le Code entre les biens et qui les embrasse tous. « Il est impossible, a dit M. Treilhard dans l'exposé des motifs, de concevoir des biens qui ne doivent pas être compris, dans l'une de ces deux classes. » (Locré, Législation civile, T. VII, p. 52.)

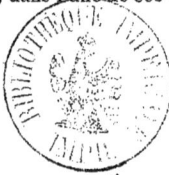

Vu :
Le Président,
BAYEUX.

Permis d'imprimer :
Pour le Recteur absent,
L'Inspecteur délégué,
F. VENDRYES.

Imp. Bedelfontaine et Syffert.

www.ingramcontent.com/pod-product-compliance
Lightning Source LLC
Chambersburg PA
CBHW060500200326
41520CB00017B/4855